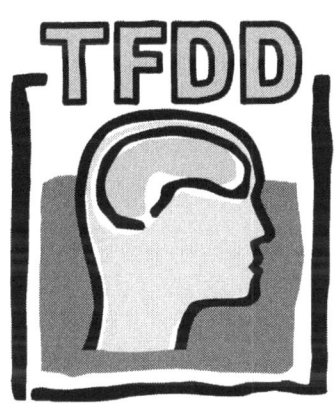

TFDD

Test zur
Früherkennung von
Demenzen mit
Depressionsabgrenzung

Manual

R. Ihl
B. Grass-Kapanke

Manual – Test zur Früherkennung von Demenzen mit Deperessionsabgrenzung
von R. Ihl und B. Grass-Kapanke
Herstellung: Libri Books on Demand, April 2000
ISBN 3-89811-880-0

Inhaltsverzeichnis

4

Vorwort

Mit diesem Manual wird versucht, neue Wege zu beschreiten. Validierungsdaten und Testbeschreibung des Tests zur Früherkennung der Demenz mit Depressionsabgrenzung werden über einen Internetverlag publiziert. Wir hoffen damit einen kostengünstigen und gut erreichbaren Zugangsweg zu wissenschaftlichen Hintergrundinformationen für einen Test geschaffen zu haben. Diese Form der Publikation ermöglicht es, einen direkten Kontakt zwischen Autoren und Lesern herzustellen. Anregungen und Kritik können über E-Mail direkt angebracht werden. Zudem wird es möglich, den raschen Entwicklungen im Validierungsstand eines Tests unkompliziert in einer Überarbeitung Rechnung zu tragen.

Der Test selbst ist kostenlos unter der folgenden Adresse zu beziehen:

Priv. Doz. Dr. med. Dipl.-Psych. Ralf Ihl
Rheinische Kliniken
Psychiatrische Klinik der Heinrich-Heine-Universität
Bergische Landstraße 2
40629 Düsseldorf

Auch das ist ein Novum. Ziel dieses Vorgehens ist es, über eine möglichst breite Verteilung des Tests, demenzkranke Menschen leichter identifizieren zu können. Seine Kürze bei hohem Qualitätsanspruch soll die Akzeptanz in der Praxis niedergelassener Ärzte erhöhen. Der TFDD kann damit helfen, demenzkranke Menschen rechtzeitig allen heute erreichbaren Therapiemaßnahmen zuzuführen, d. h., wenn der höchstmögliche Effekt sozio-, psycho- und medikamentös therapeutischer Maßnahmen zu erwarten ist.

1.   Testentwicklung

1.1   Ausgangssituation

Die klassische Neuropsychologie verfügt über spezifische Tests, um Störungen der Hirnfunktion zu messen (Lezak, 1982). Die Anwendung dieser Tests bei demenzkranken Patienten ist jedoch problematisch. Häufig beinhaltet ein Test zu viele Fragen oder Aufgaben, die in ihrer Anzahl die Kapazität dementer Patienten überfordern. Die Aufgabenschwierigkeit ist zudem so hoch, dass demenzkranke Patienten wenige oder keine Aufgaben lösen können und dadurch rasch das Interesse an den Tests verlieren. Hinzu kommt, dass Demenzen über ein breites Spektrum von Symptomen verfügen. Sollten alle Symptome neuropsychologisch differenziert getestet werden, würden darüber mehrere Tage vergehen. Meist fehlen Normwerte von Kontrollpersonen und Patienten in diesem Altersbereich. Zusammenfassend überfordern die klassischen Tests die Kooperations-bereitschaft der Patienten, die Patienten ermüden und es kommt zu Bearbeitungsfehlern. Sinnvolle und verwertbare Ergebnisse sind so nicht zu erhalten und ohne adäquate Vergleichswerte nicht zu beurteilen (Ihl, 1998).

Der Mini-Mental-Status-Test (MMST: Folstein, Folstein et al., 1975; Cockrell und Folstein, 1988; Keßler, Markowitsch et al., 1990) und differenziertere Demenztests, wie die Alzheimer's Disease Assessment Scale (ADAS: Mohs, Rosen et al., 1983; Rosen, Mohs et al., 1984; Mohs und Cohen, 1988; Ihl und Weyer, 1993; Weyer, Ihl et al., 1993; Mohs, 1996; Mohs, Knopman et al., 1997; Ihl, Brinkmeyer et al., 2000) oder der Syndrom-Kurztest (SKT: Erzigkeit, 1989; Erzigkeit 1989; Erzigkeit 1991; Erzigkeit, Lehfeld et al., 1993) wurden dafür entwickelt, solche Probleme zu vermeiden. Bei diesen Tests tun sich aber andere Schwierigkeiten auf. So wurden sie für ein ganzes Spektrum von Fragestellungen entwickelt. Es soll zum Beispiel der Schweregrad gemessen, die Diagnose gesichert und eine Verlaufsbeschreibung vorgenommen werden. Zudem wird davon ausgegangen, dass diese Tests bei jedem Schweregrad anwendbar sind. Werden die in der Literatur publizierten Validitätsdaten zu den Tests analysiert, läßt sich zeigen, dass die Tests für Bereiche wie Früherkennung,

Verlaufskontrolle und Schweregradbestimmung unterschiedlich gut geeignet sind (Ihl, Fröhlich et al. 1992; Wilcock, Ashworth et al 1994; Kapanke und Ihl 1997; Lehfeld, Ihl et al. 1999). Ihre Anwendungsdauer übersteigt zudem meist den zeitlichen Rahmen, der niedergelassenen Ärzten in ihrer Praxis zur Verfügung steht. Vorliegende zeitlich eher adäquate Kurztestverfahren wie der MMST hingegen versagen gerade im Bereich der Früherkennung von Demenzen (Wilcock, Ashworth, Langfield, und Smith, 1994). Die Sensitivität des MMST, ohne Berücksichtigung des Schweregrads eine Demenz oder ein Delir zu entdecken, wird zwar mit 0.87 und die Spezifität mit 0.82 angegeben (Anthony, LeResche et al., 1982), bei beginnender Demenz liegt die Sensitivität aber bei nur 20 Prozent (Ihl, Frölich, Dierks, Martin, and Maurer, 1992). Zudem werden Konstruktionsfehler, wie z. B. unschlüssige Punktzahlen, benannt (Schulzer, Calne et al., 1993) und die Untauglichkeit für die Verlaufsmessung dokumentiert (Clark, Sheppard et al., 1999). Auch bei neueren Testentwicklungen erfolgte entweder keine Validierung nach anerkannten Kriterien (wie z. B. entsprechend Lienert und Raatz, 1994) oder der Vorteil der Kürze des Tests wurde, um die Nachteile des MMST zu vermeiden, durch Hinzufügen weiterer Tests aufgegeben (z. B. CAMDEX: Roth, Tym et al. 1986; CERAD-Testbatterie: Morris, Mohs et al., 1988; Morris, Heyman et al., 1989; Welsh, Butters et al., 1991; Monsch 1997; SIDAM: Zaudig, Mittelhammer et al., 1991). Hieraus kann abgeleitet werden, dass Bedarf für einen Kurztest zur Früherkennung der Demenz besteht, der psychometrischen Anforderungen genügt.

Die ersten Ansprechpartner für Patienten und Angehörige von Demenzkranken sind meist die niedergelassenen Ärzte. Hier gilt es, eine unmittelbare Antwort auf die Frage zum Vorliegen eines testpsychologischen Hinweises auf eine Demenz zu erhalten. Ein Screeningtest für Demenzen sollte daher neben einer umfassenden Validierung folgende Anforderungen erfüllen:

- Kürze (möglichst nicht über fünf Minuten Durchführungsdauer),
- leichte Durchführbarkeit, die nach kurzem Training einen Einsatz auch in der allgemeinärztlichen Praxis ermöglicht,
- einfache und wenig zeitraubende Auswertung
- geringer Material- und Kostenaufwand.

Das Demenz Screening wurde für diese Fragestellung entwickelt. Darüber hinaus wäre es günstig, wenn es einem solchen Test gelänge, eine häufig interferrierende depressive Pseudodemenz zu identifizieren. Der TFDD wurde mit dem Anspruch entwickelt, diese Anforderungen an einen Test zu erfüllen.

Der TFDD besteht aus 9 Demenz- und 2 Depressionsitems. Die Demenzitems werden in Testform ermittelt, die beiden Depressionsitems durch Einschätzung beurteilt. Eine Übersicht zum Test findet sich in Tabelle 1.

Tabelle 1: Übersicht zu den Items des TFDD

Demenzitems des TFDD		
Item 1	Unmittelbare Reproduktion	7 Worte einprägen und wiedergeben
Item 2	Datum	Angabe von Tag, Monat und Jahr
Item 3	Jahreszeiten	Benennen der 4 Jahreszeiten
Item 4	Aktuelle Jahreszeit	Benennen der aktuellen Jahreszeit
Item 5	Zuordnungsaufgabe	Zur aktuellen Jahreszeit zugehörige Monate benennen
Item 6	Anweisungen befolgen	Dreiteilige Anweisung in vorgegebener Reihenfolge ausführen
Item 7	Konstruktive Praxis	Uhrentest nach Sunderland
Item 8	Verzögerte Reproduktion	Erinnern der Worte aus Item 1
Item 9	Wortflüssigkeit	Möglichst viele Tiernamen in einer Minute benennen

Depressionsitems des TFDD		
Item 10	Fremdbeurteilung Depression	Einschätzung der Depressivität auf einer 11-stufigen Skala durch den Untersucher
Item 11	Selbstbeurteilung Depression	Einschätzung der Depressivität auf einer 11-stufigen Skala durch den Untersuchten.

1.2   Itemauswahl

Anhand von Daten früherer Untersuchungen (Ihl, Frölich, Dierks, Martin und Maurer, 1992; Ihl, 1998; Kapanke and Ihl, 1997) ließen sich Items selektieren, die gerade bei beginnender bzw. leichter Alzheimerkrankheit eine hohe Diskriminationsfähigkeit aufwiesen. Hierzu gehörten unmittelbares und verzögertes Erinnern, die Orientierung zum Datum, konstruktive Praxis und Wortflüssigkeit.

Items 1 und 8: Unmittelbare und verzögerte Reproduktion

Für unmittelbares und verzögertes Erinnern, das auch von anderen Autoren als für die Frühdiagnostik der Demenz relevant gefunden wurde (Heun, Burkart et al. 1998; Stern, Mohs et al. 1994) (Heun, Burkart et al., 1998), wurden Worte mit unterschiedlicher Auftretenshäufigkeit in der Alltagssprache ausgewählt. Voruntersuchungen zur unmittelbaren Reproduktion zeigten bei gesunden Kontrollpersonen, dass meist nur 4-7 Worte erinnert wurden. Listen mit weniger Worten, wie z.B. 3 im Mini-Mental-Status-Test wurden auch von Patienten mit mäßiger Demenz noch erinnert. Patienten mit beginnender, d.h. leichter Demenz erinnern andererseits nur selten mehr als 4 Worte. Die Anzahl der Worte wurde daher auf 7 festgelegt.

Items 2-5: Zeitliche Orientierung

Als weiteres Kardinalsymptom schon früher Demenzen (Alzheimer, 1907) werden Orientierungsstörungen durch die Frage nach dem Datum mit Tag, Monat und Jahresangabe erfasst.

Mit einer Frage nach dem Nennen der Jahreszeiten wird zusätzlich geprüft, inwieweit Störungen des Langzeitgedächtnisses sichtbar gemacht werden können. Die Aufgabe kann als „advance organizer" zu den nachfolgenden Fragen zu Jahreszeiten angesehen werden. Bei der nachfolgenden Frage nach der aktuellen Jahreszeit wird nur noch auf die Orientierung zentriert.

Schon früh ist auch die Zuordnung zu Kategorien gestört (Monsch, Seifritz et al., 1997). Die Zuordnung von Monaten zur aktuellen Jahreszeit gelingt selbst Patienten mit leichter Demenz nur selten, wird aber von einem Großteil gesunder Kontrollpersonen gelöst. Zur Prüfung der Fähigkeit des Assoziierens zugehöriger Begriffe zu einer Kategorie wurde die Frage nach den Monaten, die zu einer Jahreszeit gehören, eingeschlossen. Alle vier kalendarisch zugehörigen Monate werden jeweils gewertet, zuviel genannte abgezogen.

Item 6: Anweisungen befolgen

Störungen im Alltagsverhalten werden häufig in der Kommunikation mit Bezugspersonen deutlich. Selbst einfache Anweisungen können häufig nicht mehr befolgt werden. Auch aufgrund der Datenlage der Voruntersuchungen war daher das Einbeziehen einer solchen Aufgabe sinnvoll.

Item 7: Konstruktive Praxis

In zahlreichen Publikationen wird auf eine hohe Sensitivität des Uhrentests hingewiesen (Wolf-Klein, Silverstone et al., 1989; Ainslie und Murden, 1993; Watson, Arfken et al., 1993; Manos und Wu, 1994; Ploenes, Sharp et al., 1994; Lee, Swanwick et al., 1996; Brodaty und Moore,1997; Manos, 1997; Herrmann, Kidron et al., 1998; Juby, 1999). Es lag daher nahe, eine Form des Uhrentests zu integrieren. Aus der Vielzahl möglicher Aufgabenstellungen wurde eine in der Literatur häufig zitierte Methode ausgewählt (keine Kreisvorgabe, detaillierte Vorgabe der Aufgabe, Uhrzeit 11.10 h). Noch variabler sind die Möglichkeiten der Auswertung. Für den vorgesehenen Einsatzbereich des Tests war uns das

Kriterium einfache Auswertbarkeit das wichtigste. Am praktikabelsten (sensitiv und leicht anzuwenden) erwies sich die Methode nach Sunderland (Sunderland, Hill et al., 1989), die zusätzlich dem Kriterium "einfache Auswertung" mit hinreichender Reliabilität und Spezifität entsprach (Brodaty and Moore, 1997). Ein Auswertungsschema findet sich im Anhang 6.4.

Item 9: Wortflüssigkeit

Als letzte Aufgabe wurde die Prüfung der Wortflüssigkeit in den Test aufgenommen, die sich ebenfalls bei der Detektion früher Demenzen bewährt hat (Monsch, Bondi et al., 1992; Monsch, Seifritz et al. 1997; Heun, Burkart, Wolf und Benkert 1998). Das Benennen von Tiernamen führte in Voruntersuchungen bei Patienten mit leichter Demenz nur selten zu 10 produzierten Worten. Gesunde Kontrollpersonen nannten hingegen durchgängig über 10 Tiere. Die Punktzahl konnte daher auf 10 begrenzt werden.

Items 10 und 11: Selbst- und Fremdeinschätzung der Depressivität

Um die Abgrenzung von Patienten mit depressiven Störungen zu erleichtern, wurde in einem zweiten Untersuchungsabschnitt nach Items gesucht, die eine kurze Einschätzung des Vorliegens depressiver Symptomatik erlauben. Kurze und sensitive Testverfahren zum Depressions Screening wurden bisher nicht beschrieben. Traditionelle Testverfahren wie die Hamilton Depressionsskala oder die Beck Depressionsskala beinhalten eine Vielzahl von Items, sind daher für ein Kurzscreening in der Praxis niedergelassener Ärzte nicht geeignet. In einer Voruntersuchung zu Items, die Symptome der Depression erfassten, zeigte sich, dass die Heterogenität der Symptome der Depression zwischen einzelnen Patienten es erfordert, viele verschiedene Symptome zu erfassen, was erneut zur Unpraktikabilität führt. Es wurde daher versucht, Items zu finden, deren Ausprägung Depressivität global erfasst. In der vorliegenden Version wird eine Selbst- und eine Fremdbeurteilungserhebung auf einer elfstufigen Skala durchgeführt (0 = nicht vorhandene Depressivität, 10 = stärkste Ausprägung der Depressivität).

2.   Reliabilität und Validität

2.1   Ausgangsstichprobe

Procedere

Die Untersuchungen zur Demenzfrüherkennung und zur Depressionsabgrenzung wurden sequentiell durchgeführt. Für beide Testteile wurde jeweils eine separate Gruppe getrennt untersucht und ausgewertet. Soweit sich Patienten zu einer wiederholten Testung bereit erklärten, wurden diese in die Test-Retest-Validitätsberechnung eingeschlossen.

Versuchspersonen

Für die Untersuchung des Demenz Screenings wurden 88 Patienten mit Alzheimerkrankheit, 52 Patienten mit Depression und 37 gesunde altersvergleichbare Kontrollpersonen untersucht. Um eine möglichst homogene Patientengruppe von praktischer Relevanz zu erhalten, wurden ausschließlich Patienten mit wahrscheinlicher Alzheimerkrankheit (NINCDS/ADRDA-Kriterien, (McKhann, Folstein et al., 1984), nachfolgend mit "Patienten mit Alzheimerkrankheit" bezeichnet) eingeschlossen, da diese den größten Anteil unter den Demenzkranken ausmachen. 88 Patienten mit Alzheimerkrankheit und 52 mit depressiver Störung (ICD-10, F31.3-31.5, F32 und F33) wurden untersucht (Tab. 1). 37 altersvergleichbare gesunde Kontrollpersonen wurden zusätzlich eingeschlossen (Alter > 60 Jahre). Einschlußkriterium war Kooperationsbereitschaft und die Einwilligung nach Aufklärung über Sinn und Zweck der Untersuchung. Ausschlußkriterium waren anders verursachte Störungen der Kognition (z.B. Exsikkose, Hirntumor) sowie das Vorliegen anderer psychiatrischer Erkrankungen.

Für die Untersuchung des Depressionsteils wurden 18 Patienten mit Alzheimerkrankheit, 18 Patienten mit depressiver Störung und 10 Kontrollpersonen nach den gleichen Einschlußkriterien untersucht (Tab 1). Um die Konvergenzvalidität zu ermitteln, wurde die Geriatric Depression Scale (GDS, Yesavage et al. 1983) ebenfalls durchgeführt.

Tabelle 1: Versuchspersonen und Patientencharakteristika

Parameter	Alzheimer-krankheit	Depressive Störung	Kontroll-personen
N (Demenz Screening) =177, n=	88	52	37
Alter (Median)	81	71	56
Geschlecht (m/w)	15/73	15/37	18/19
Schulbildung Median (Jahre)	8	8	10
N (Depressionsteil)=46, n=	10	18	18
Alter (Median)	79,5	70	77,5

2.1.1   Demenzitems

2.1.1.1   Sensitivität/Spezifität

Die Daten der Untersuchungsgruppen wurden mit dem Mann-Whitney-U-Test auf Gruppenunterschiede geprüft. Es wurden alle drei möglichen Gruppenvergleiche berechnet. Das bei gerichteter Hypothese einseitige Signifikanzniveau von $p<0.05$ wurde mittels Bonferronikorrektur bei drei Tests auf $p<0.016$ adaptiert.

Die Gruppenunterschiede erwiesen sich im Mann-Whitney-U-Test als signifikant für den Vergleich Kontrollpersonen vs. Patienten mit Alzheimerkrankheit (N=125, U=0, $p<0,001$), ebenso für Patienten mit Depression vs. Patienten mit Alzheimerkrankheit (N=140, U=0, $p<0,001$) und für Kontrollpersonen vs. Patienten mit Depression (N=89, U=485,5, $p<0.001$). Der höchste erreichte Punktwert bei Patienten mit Alzheimerkrankheit lag bei 35 Punkten. Die Kontrollgruppe erreichte Werte zwischen 38 und 49 Punkten. Es fand sich damit keine Überlappung beider Gruppen (Sensitivität und Spezifität 100 Prozent, Abbildung 1). Depressive Patienten erreichten Punktwerte zwischen 36 und 47 Punkten. Hier fand sich ebenso keine Überschneidung mit den Werten der Patienten mit Alzheimerkrankheit (Spezifität 100 Prozent, Abbildung 1). Kontrollpersonen erreichten trotz hohen Überlappungsbereichs signifikant höhere Werte als Patienten mit Depression.

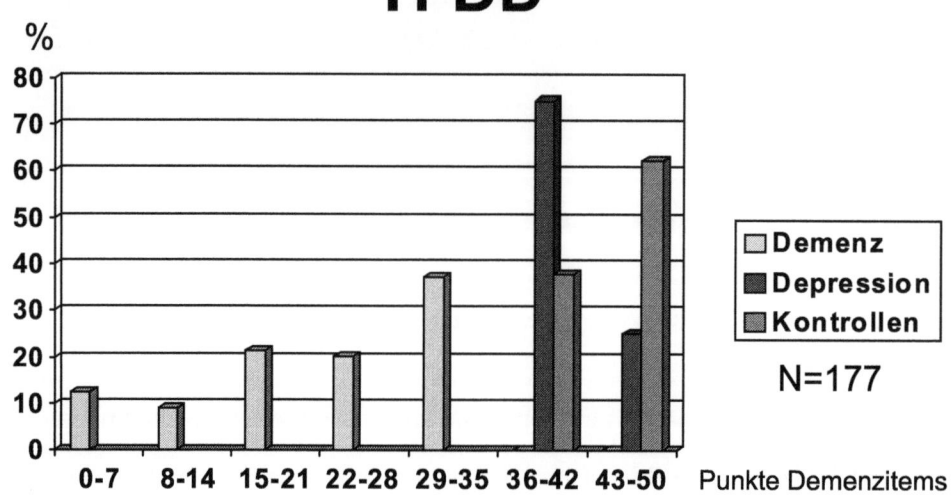

Abbildung 1: Sensitivität/Spezifität Demenzitems

2.1.1.2   Itemschwierigkeitsindex

Der Schwierigkeitsgrad der einzelnen Items ist in Abbildung 2 dargestellt. Es gelang mit allen Items, bei den vollständig richtigen Lösungen einen Unterschied zwischen Patienten mit Alzheimerkrankheit und gesunden Kontrollpersonen aufzuzeigen (durchgängig geringerer Lösungsprozentsatz bei Patienten mit Alzheimerkrankheit). Die Unterschiede fielen am größten bei Item 2 „Datum", Item 7 „Uhrentest" und Item 9 „Wortflüssigkeit" aus.

Anteil vollständig richtiger Lösungen pro Item

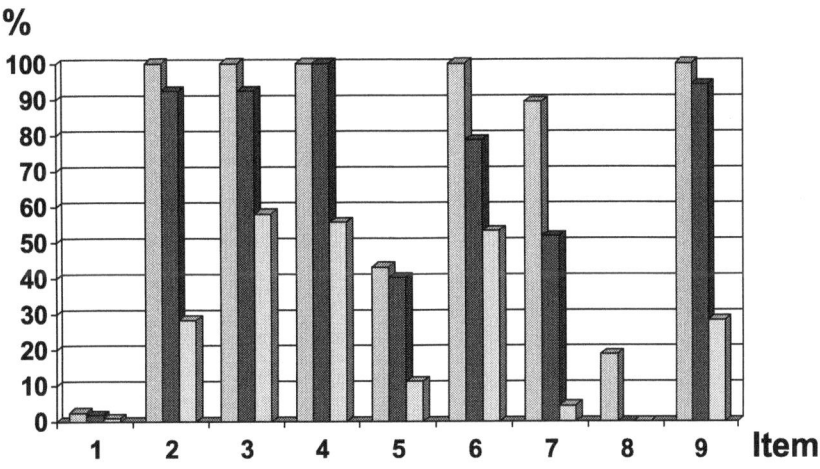

Abbildung 2: Itemschwierigkeitsindex

2.1.1.3 Interne Konsistenz

Zur Untersuchung der Item-Reliabilität wurde die Korrelation der Einzelitems mit dem Testsummenwert und Cronbachs α berechnet. Der Beitrag, den jedes Item zum Test liefert, wurde durch Unterdrücken des jeweiligen Items bestimmt. Alle Items korrelierten mit dem Gesamtwert r=0,5 und höher (Abbildung 3).

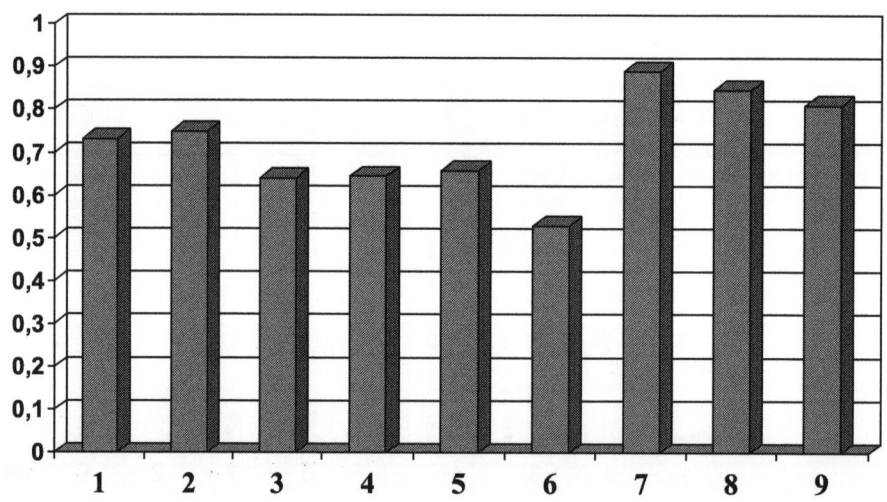

Abbildung 3: Korrelation der Einzelitems mit dem Summenwert

Cronbachs α war durchgängig höher als 0,8 für die einzelnen Items und betrug 0.8803 für die gesamten Demenzitems (Abbildung 4).

Cronbachs α=0,88

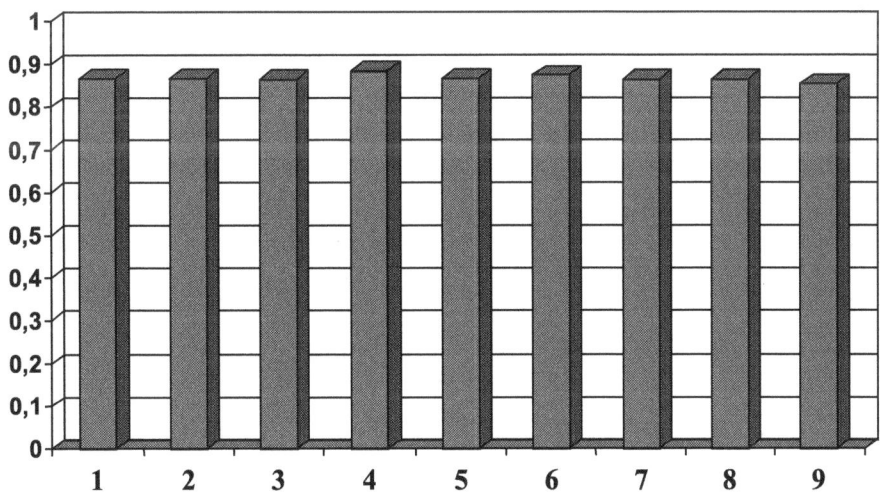

Abbildung 4: Cronbach´s α

2.1.1.4   Test-Retest-Reliabilität

Test-Retest-Reliabilitätswerte wurden in zwei unabhängigen Untersuchungen gewonnen. Bei 35 Patienten mit Alzheimerkrankheit wurde eine Woche nach Beginn und am Ende des stationären Aufenthalts der Test durchgeführt. Die für die Inter-Rater-Reliabilitätswerte untersuchten 12 Patienten wurden nach einer Woche ein zweites Mal untersucht.

Die Daten der Patienten dieser Untersuchung waren auch die Basis für die Berechnung eines Schwierigkeitsindex der Items sowie derer Item-Reliabilität.

Bei den Untersuchungen zur Test-Retest-Reliabilität fand sich ein r_s von 0.868 (p<0.001, N=35) in der Gruppe mit variablem Untersuchungsintervall (Spannweite 2-12 Wochen). Bei der Untersuchung der Gruppe mit konstantem Abstand von einer Woche fand sich eine höhere Test-Retest-Reliabilität von r_s =.99 (p<0.001, N=12) für Patienten mit Demenz.

2.1.1.5   Inter-Rater-Reliabilität

Zur Prüfung der Inter-Rater-Reliabilität wurden 12 Patienten durch zwei trainierte Raterinnen untersucht. Dabei wurde wie folgt vorgegangen: je 9 Patienten mit Depression und Demenz wurden eingeschlossen (Selektionskriterien s. o.). Jeweils die Hälfte der Patienten wurde durch Raterin 1, bzw. Raterin 2 befragt. Beide Raterinnen führten die Bewertung selbständig und parallel durch.

Die Inter-Rater-Reliabilität betrug r_s=0.993 (p<0.001, N=12).

2.1.1.6 Teststruktur

Um Aufschluß über die Faktorenstruktur des Demenz Screenings zu gewinnen, wurde eine Faktorenanalyse durchgeführt. Die Stichprobeneignung wurde nach Kaiser-Meyer-Olkin, die Sphärizität mit dem Bartlett-Test geprüft.

Die Faktorenanalyse zeigte bei Analyse der Demenzitems einen Generalfaktor, der 59,921 % der Varianz aufklärte (Stichprobeneignung nach Kaiser-Meyer-Olkin 0.9, Bartlett Test auf Sphärizität: χ^2 = 972,941, df=36, p<0.001).

2.1.1.7 Externe Validität im Vergleich zu anderen psychometrischen Tests

Für die Patienten, zu denen Testergebnisse auch mit ADAS, SKT oder MMST gewonnen werden konnten, wurde der Spearman-Korrelationswert zwischen den Tests als Übereinstimmungsmaß zur Testvalidität ermittelt (N=177).

Der Summenwert im Demenz Screening korrelierte mit r_s=-.843 (n=100, p<0.001) mit dem kognitiven Teil der ADAS, mit r_s=-0,888 (n=107, p<0.001) mit dem Summenwert des SKT und r_s=0.862 (n=110, p<0.001) mit dem Summenwert des MMST. Für die übrigen Korrelationen ergaben sich folgende Werte MMST-ADAS r_s=-0.76 (n=77, p<0.001), MMST-SKT r_s=-0.78 (n=83, p<0.001) und ADAS-SKT r_s=0.842 (n=95, p<0.001).

2.1.1.8   Spezifität im Vergleich zum Mini-Mental-Status-Test

Für die Teilgruppe der Untersuchungspersonen, die auch den Mini-Mental-Status-Test (MMST) absolvierten, sind in   Abbildung 5 die gefundenen Punktwerte nach Diagnosen dargestellt. Im Vergleich mit Abbildung 1 wird deutlich, dass beide Tests Patienten mit Depression Werte oberhalb des cut-off Werts für Demenz zuordnen. Der MMST ordnet allerdings 13 Patienten mit Alzheimerkrankheit in den Bereich gesunder Kontrollpersonen und von Patienten mit Depression ein. Leicht Demenzkranke werden so nicht identifiziert, die Abgrenzung depressiver Pseudodemenzen erschwert. Die hier erhobenen Daten zum TFDD zeigen eine solche Überschneidung nicht.

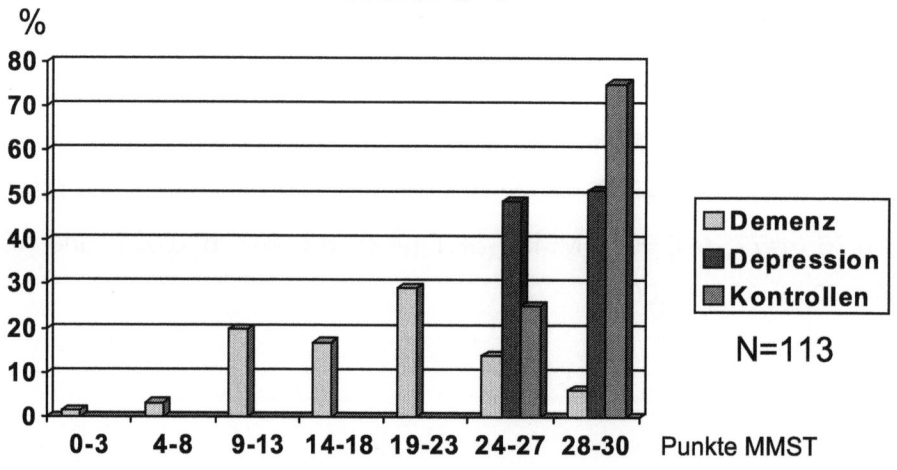

Abbildung 5: Sensitivität und Spezifität des MMST

2.1.2   Depressionsitems

In Voruntersuchungen hatte sich die Diskrimination anhand des Summenwerts zwischen Eigen- und Fremdbeurteilung einer Diskrimination anhand der Einzelwerte überlegen gezeigt. Mit dem Mann-Whitney-U-Test wurde die Diskrimination zwischen Patienten mit depressiver Störung und gesunden Kontrollpersonen untersucht. Der korrelative Zusammenhang des Summenwerts mit den Daten der Geriatric Depression Scale wurde berechnet, um einen Hinweis auf die Konvergenzvalidität zu gewinnen.

Die **Korrelation** des Summenwertes aus Fremd- und Selbstbeurteilung mit dem Summenwert der **Geriatric Depression Scale** betrug $r_s=0.73$ (N=33, p<0.01). Patienten mit Depression konnten signifikant von gesunden Kontrollpersonen abgegrenzt werden (N=36, U=0, p<0.001). Der höchste Wert für Kontrollpersonen lag bei 7 Punkten, der niedrigste für Patienten mit depressiver Störung bei 9 Punkten. Selbst- und Fremdbeurteilung der Depressivität korrelierten mit $r_s=0.869$ (N=46, p<0.01).

Die **Inter-Rater-Reliabilität** lag in der Test-Retest Untersuchung zu Beginn bei $r_s=0,753$ (N=18, p<0.001) und in der Folgeuntersuchung bei $r_s=0.997$ (N=10, p<0.001). Die **Test-Retest-Reliabilität** erreichte bei deutlich reduziertem N $r_s=0.7$ für Raterin und $r_s=0.651$ für Raterin 21 (N=8, p<0.05 für beide Werte).

2.2 Erste Daten aus weiteren Untersuchungen

Derzeit liegen aus zwei Untersuchungen vorläufige Validierungsdaten vor. Da die ersten Ergebnisse die Resultate der Ausgangsuntersuchung bestätigen und zum Teil extendieren, wird hier kurz auf die Studien eingegangen. Eine endgültige Bewertung kann allerdings erst nach Abschluß der Untersuchungen erfolgen.

2.2.1 Zwischenergebnis Multicenter-Studie

2.2.1.1 Stichprobenbeschreibung

Daten wurden in 5 klinischen Zentren und 12 Praxen niedergelassener Ärzte gesammelt. Die Stichprobencharakteristika bei noch nicht abgeschlossenem Einschluss sind Tabelle 2 zu entnehmen.

Tabelle 2: Charakteristika der in die Multi-Center-Studie eingeschlossenen Patienten

Parameter	
N (Demenz Screening)	85
Altersmittelwert	73,8
Geschlecht (m/w)	30/55

Der Schweregrad der unselektierten Patientengruppe wurde mittels des CGI eingeschätzt. Es ergab sich die in Abbildung 6 dargestellte Schweregradverteilung.

Abbildung 6: Patientenschweregrad nach CGI

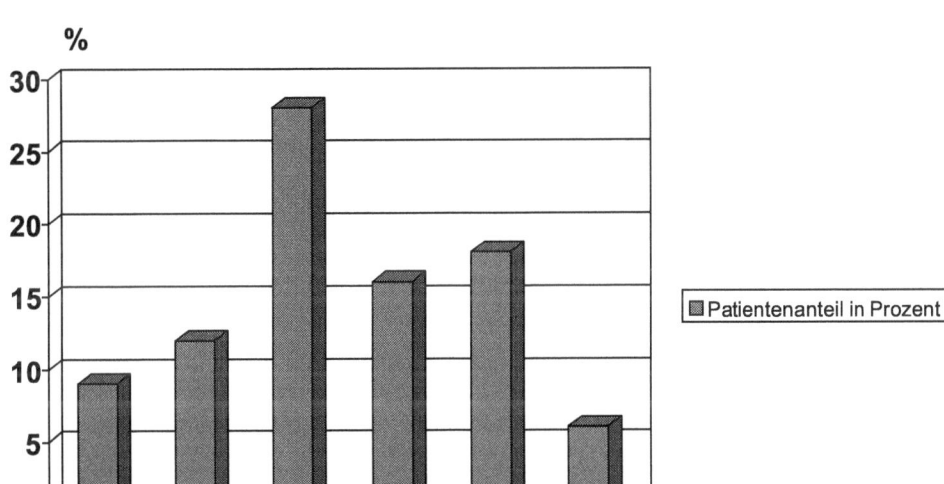

2.2.1.2   Reliabilitätsanalyse

Cronbach's α betrug bei 76 ausgewerteten Patienten 0.85 und erreichte damit einen Wert, der mit dem der oben angeführten Studie vergleichbar ist. Für das α bei Wegfall eines Items ergaben sich ebenfalls vergleichbare Werte nämlich zwischen 0.7784 (Item 1) und 0.8292 (Item 2). Eine weitergehende Analyse soll nach Abschluß der Untersuchung vorgenommen werden.

2.2.2   Verlaufsuntersuchung

Hinweise auf Verlaufs- und Therapiesensitivität können zu Demenztests im wesentlichen aus Medikationsstudien gewonnen werden. Durch Vorgaben der amerikanischen Zulassungsbehörde (Federal Drug Administration, FDA) kommt in solchen Studien regelmäßig die Alzheimer's Disease Assessment Scale (ADAS) mit ihrem kognitiven Teil (ADAS-Kog) zum Einsatz.

Punktwertverbesserungen in dieser Skala sind zulassungsrelevant. Soll die Verlaufssensitivität eines Tests geprüft werden, empfiehlt es sich, das am besten untersuchte Instrument also die ADAS-Kog als Vergleichsinstrument zu verwenden.

Die hier berichteten ersten Daten zur Verlaufssensitivität des TFDD wurden bei Miterhebung von ADAS-Kog Daten ermittelt. Die Differenzwerte zwischen Ausgangs- und Verlaufsmessung für TFDD und ADAS-Kog korrelierten dabei mit $r_s = 0.726$ (N=23, p<0.001). Unter dem Vorbehalt der noch zu erwartenden Variabilität bei geringer Stichprobengröße kann die Höhe der Korrelation mit 52,7 Prozent aufgeklärter Varianz als Hinweis auf die Verlaufssensitivität des TFDD angesehen werden. In Abbildung 7 sind die vorliegenden Daten in ihrer Verteilung dargestellt.

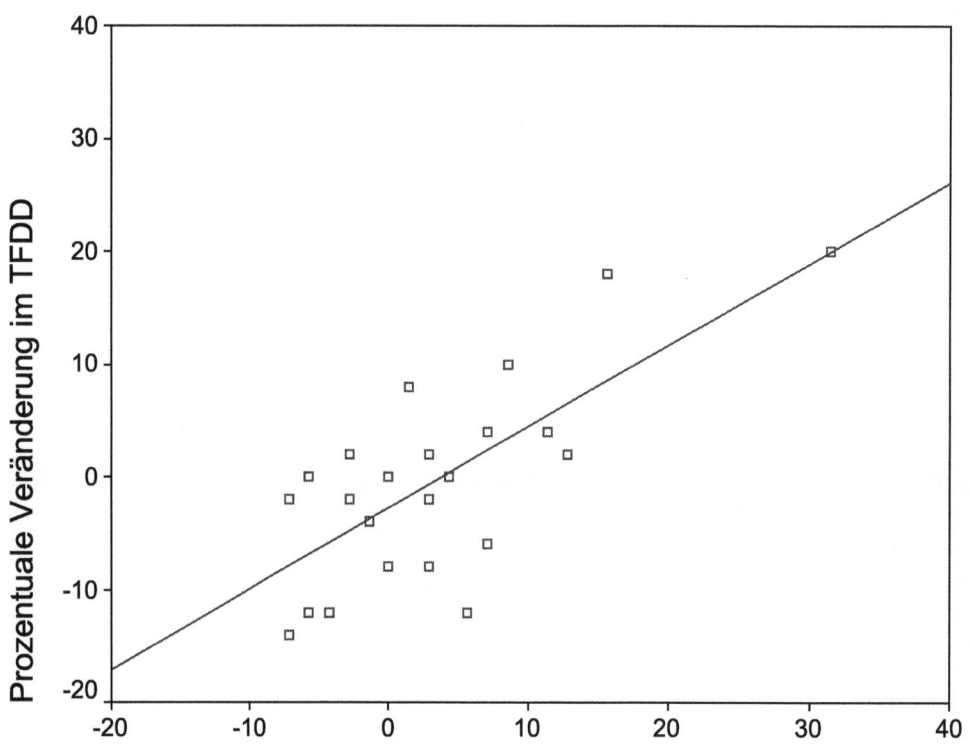

Prozentuale Veränderung in der ADAS

Abbildung 7: Gegenüberstellung der skalenbezogen prozentualen Veränderungen zwischen Erst- und Zweitmessung von 23 Patienten mit Alzheimerkrankheit (r_s=0.726 (N=23, p<0.001).

3. Durchführungsanweisung

3.1 Allgemeine Hinweise zur Durchführung psychometrischer Testverfahren

Compliancefördernde Hinweise

Tests müssen mit Einfühlungsvermögen eingesetzt werden, d.h. es sollte vor Beginn erklärt werden, was inhaltlich auf die zu untersuchenden Patienten zukommt und wozu der Test durchgeführt wird. Die Untersuchungssituation sollte ein entspanntes Arbeiten in positiver Atmosphäre ermöglichen. Positive Rückmeldungen sollten wo immer möglich bei der Testbearbeitung gegeben werden.

Qualitätsfördernde Hinweise zum Umgang mit dem Testergebnis

Bei der Beurteilung des Testergebnisses müssen Außeneinflüsse wie z.B. Lärm, unterschiedliche Tageszeiten der Testdurchführung oder Schwierigkeiten bei der Anreise berücksichtigt werden. Auf Hör- und Sehschwächen oder sonstige körperliche Gebrechen ist zu achten. Die Patienten sollten vorab auf den Einsatz der entsprechenden Hilfsmittel hingewiesen werden.

Wichtig:

Das Testergebnis hat den Stellenwert einer Zusatzuntersuchung. Es ersetzt nicht die ärztliche Untersuchung.

3.2 Testanweisung

Item 1: Unmittelbare Reproduktion

Untersuchungsmaterial: 7 Wortkarten.

Die sieben in der Umgangssprache unterschiedlich häufigen Wörter werden dem Patienten mit folgender Anweisung vorgelegt:

„Lesen Sie bitte jedes Wort laut vor und prägen Sie es sich gut ein !"

Für die Darbietung der Wörter ist pro Wort eine Zeit von 2 Sekunden[*] vorgesehen. Wird ein Wort falsch gelesen, soll es durch die TestleiterIn richtig vorgesprochen werden. Das Wort muß dann richtig nachgesprochen werden. Die Wortkarten werden zur Seite gelegt und es wird gefragt:

„An welche Wörter erinnern Sie sich?"

Während der Reproduktionsphase dürfen keine Hinweise gegeben werden. Auf Antworten sollten nur positive Verstärkungen rückgemeldet werden. Für das Erinnern sind 60 Sekunden[*] vorgesehen.

➔ Für jedes richtig reproduzierte Wort wird ein Punkt vergeben.

Nach Ablauf der Minute oder nach Erinnern aller 7 Wörter werden die Worte, zur Vorbereitung auf das Item „Verzögerte Reproduktion", noch einmal mit folgender Instruktion vorgelegt:

„Bitte lesen Sie jetzt die Worte noch einmal!"

2. – 5. Item: Zeitliche Orientierung

Zur Überprüfung der zeitlichen Orientierung werden 4 Fragen gestellt:

Item 2

1. Frage: *„Welches Datum ist heute?"*

---

[*] siehe Anmerkung S. 30

Für die Beantwortung dieser Frage sind 15 Sekunden* vorzusehen. Abweichungen vom aktuellen Datum um einen Tag sind erlaubt.

→ Für richtigen Tag, Monat und Jahr gibt es jeweils einen, also insgesamt maximal 3 Punkte.

Item 3

2. Frage: *„Welche Jahreszeiten gibt es?"*

Für die Beantwortung der Frage stehen 15 Sekunden* zur Verfügung.

→ Für jede richtige Jahreszeit wird ein Punkt, also insgesamt maximal 4 Punkte, vergeben.

Item 4

3. Frage: *„Welche Jahreszeit haben wir jetzt?"*

Für die Beantwortung stehen wieder 15 Sekunden* zur Verfügung.

→ 14 Tage vor oder nach dem Wechsel der Jahreszeit werden beide Jahreszeiten als richtig gewertet. Für die richtige Antwort wird ein Punkt vergeben.

Item 5

4. Frage: *„Welche Monate gehören zu dieser Jahreszeit?"*

Für die Beantwortung dieser Frage wird die in Frage 3 genannte Jahreszeit zugrunde gelegt. Nur für diese Jahreszeit werden die zugehörigen Monate erfragt. Hat der Patient zum Beispiel als aktuelle Jahreszeit fälschlicherweise den Sommer anstatt des Frühlings genannt, so erzielt er zwar in Frage 3 keinen Punkt, benennt er jedoch die richtigen zum Sommer gehörenden Monate, so bekommt er in Frage 4 dafür maximal 4 Punkte. Hilfreich für die Auswertung ist es, die vom Patienten genannte Jahreszeit im Testformular zu markieren. Es stehen für diese Aufgabe 30 Sekunden* zur Verfügung.

---

* siehe Anmerkung S. 30

→ Für jeden richtig genannten Monat wird ein Punkt vergeben. Werden auch falsche Monate genannt, so wird für jeden falsch genannten Monat ein Punkt von der Anzahl der richtig genannten Monate abgezogen. Die Aufgabe wird entsprechend von 0 bis 4 Punkten bewertet (Minuspunkte werden nicht vergeben).

Item 6: Anweisungen befolgen

Für diese Aufgabe wird die Anweisung im Ganzen gegeben. Bei Bedarf ist eine Wiederholung zulässig. Auch bei der Wiederholung wird die Anweisung im Ganzen gegeben. Für jeden der beiden Versuche beträgt die zulässige Zeit 15 Sekunden*.

Die Anweisung lautet:

„Greifen Sie sich erst mit der linken Hand an das rechte Ohr,
dann mit der rechten an das linke Ohr,
und klatschen Sie danach in die Hände.“

→ Für jeden der 3 Teilschritte wird ein Punkt vergeben. Die vollkommen richtige Reihenfolge der Ausführung wird mit einem weiteren Punkt bewertet. Die Maximalpunktzahl beträgt für diese Aufgabe damit 4 Punkte.

Item 7: Konstruktive Praxis

Bei dieser Aufgabe soll das Zifferblatt einer Uhr gezeichnet werden und die Zeiger auf 11:10 Uhr eingestellt werden. Die Anweisung für diese Aufgabe lautet:

„Bitte zeichnen Sie das Zifferblatt einer Uhr mit allen Zahlen, und stellen Sie die Zeiger auf 11:10 Uhr ein!“

Für die Lösung der Aufgabe stehen 60 Sekunden* zur Verfügung.

---

* siehe Anmerkung S. 30

➔ Die Auswertung der Uhr erfolgt nach dem Schema von Sunderland (siehe Anlage), mit einem Punkterange von 1 bis 10.

Item 8: Verzögerte Reproduktion

Bei der verzögerten Reproduktion werden diejenigen Wörter abgefragt, die zu Beginn des Tests zu lernen waren. Dazu wird folgende Instruktion gegeben:

„Vorhin haben Sie Wörter gelesen, die Sie sich einprägen sollten. An welche dieser Wörter können Sie sich noch erinnern?"

Für die Beantwortung der Aufgabe stehen 60 Sekunden[*] zur Verfügung. Wird die Reproduktion für mehr als 10 Sekunden[*] unterbrochen, wird der Patient aufgefordert: „Fällt Ihnen noch ein weiteres Wort ein?"
Wird nach weiteren 10 Sekunden[*] kein weiteres Wort erinnert, wird die Aufgabe abgebrochen.

➔ Für jedes richtig erinnerte Wort wird ein Punkt vergeben.

Item 9: Wortflüssigkeit

Bei der letzten Aufgabe wird folgende Instruktion gegeben:

„Sie haben jetzt eine Minute Zeit, mir so viele Tiere zu nennen, wie Sie können!"

Nach exakt einer Minute wird die Aufgabe abgebrochen.

➔ Für jedes genannte Tier wird bis zur Anzahl von 10 jeweils ein Punkt vergeben. Werden mehr als 10 Tiere genannt, führt dies nicht zu einer Erhöhung der Punktzahl.

---

[*] siehe Anmerkung S. 30

Aber:

1. Alle unterschiedlichen Tiere wie beispielsweise Amsel, Drossel, Fink usw. zählen einzeln, bekommen also jeweils einen Punkt. Der Oberbegriff Vogel erzielt jedoch in diesem Fall keinen weiteren Punkt.

2. Tiere, die in männlicher und weiblicher Form z. B. Hahn und Henne oder zusätzlich als Jungtier wie Küken genannt werden, erzielen insgesamt nur einen Punkt.

3. Kosenamen wie z. B. „Waldi" oder Kleinkindbezeichnungen wie z. B. „Wau Wau" sind nicht gültig.

Item 10: Fremdeinschätzung Depression

Die/der UntersucherIn schätzt hier anhand des eigenen Erfahrungsschatzes die/den Patientin/-en mit der gleichen Skala ein. Voraussetzung der Einschätzung sollte das die Untersuchung einleitende Gespräch und sonstige Erfahrungen im Umgang sein. Im Gespräch sollte eingegangen werden auf die Sicht von Vergangenheit und Zukunft sowie die Einschätzung der eigenen Einwirkungsmöglichkeiten auf die aktuelle Situation der Erkrankung.

Item 11: Selbsteinschätzung Depression

Die/der PatientIn wird gebeten, das Ausmaß der Depression auf einer 11-stufigen Skala einzuschätzen von 0=gar nicht depressiv bis 10=schwerstes vorstellbares Maß an Depression.

„Wenn Sie sich jetzt bitte einmal vorstellen, Sie sollten Ihre Stimmung zwischen 0 = gar nicht depressiv und 10 = so depressiv, wie nur vorstellbar, einschätzen. Auf welchen Wert würden Sie kommen?"

*Anmerkung: Die benannten Zeiten sind als Entscheidungshilfe gedacht. Sie sollten – außer beim Item „Wortflüssigkeit" – nicht exakt bemessen werden.

4.   Auswertung

Die Punktwerte der Items 1-9 werden addiert und ergeben den Wert für das Demenz Screening. Die Punktwerte der Items 10 und 11 werden addiert und ergeben den Wert für die Depressionsitems.

Der Grenzwert, der Patienten mit diagnostizierter Demenz identifizierte, lag bei 35 Punkten im Demenz-Screening. Depressive Patienten konnten von gesunden Kontrollpersonen bei einem Summenpunktwert von größer als 8 in der Summe von Selbst- und Fremdbeurteilung getrennt werden.

Zur Bewertung des Tests sind vier Möglichkeiten denkbar, aus denen sich Handlungsanweisungen ableiten lassen (s. Tabelle 3).

Tabelle 3: Bewertungsmöglichkeiten des TFDD

	Punktwert Demenz	Punktwert Depression	Aussage	Handlungsanregung
1	> 35	≤ 8	Kein Krankheitshinweis	ggf. Kontrolluntersuchung
2	> 35	> 8	Hinweis auf relevante depressive Störung	Zusätzliche Diagnostik und Behandlung ggf. unter Hinzuziehung von Fachkollegen
3	≤ 35	≤ 8	Hinweis auf relevante demenzielle Symptomatik	Zusätzliche Diagnostik und Behandlung ggf. unter Hinzuziehung von Fachkollegen
4	≤ 35	> 8	Hinweis auf demenzielle und depressive Symptomatik	Wie vor plus Kontrolluntersuchung nach einem Monat

Tritt Möglichkeit 4 ein, können die depressiven Symptome sowohl auf einer Depression beruhen, als auch ein Begleitsymptom der Demenz darstellen. Liegt eine schwere depressive Störung vor, die derart starke demenzielle Symptome verursacht, sollte eine antidepressive Behandlung auch die kognitiven Beeinträchtigungen mindern.

5. Literatur

1. Ainslie, N. K., R. A. Murden. Effect of Education on the Clock-Drawing Dementia Screen in Non-Demented Elderly Persons. Journal of the American Geriatrics Society 41 (1993) 249-252.

2. Alzheimer, A. Über eine eigenartige Erkrankung der Hirnrinde. Allgemeine Zeitschrift für Psychiatrie und Psychisch-Gerichtliche Medizin 64 (1907) 146-148.

3. Anthony, J. C., L. LeResche, U. Niaz, M. R. von Korff, M. F. Folstein. Limits of the 'Mini-Mental State' as a screening test for dementia and delirium among hospital patients. Psychological Medicine 12 (1982) 397-408.

4. Brodaty, H., C. M. Moore. The clock drawing test for dementia of the Alzheimer type: a comparison of three scoring methods in a memory disorders clinic. International Journal of Geriatric Psychiatry 12 (1997) 619-627.

5. Clark, C. M., L. Sheppard, G. G. Fillenbaum, D. Galasko, J. C. Morris, E. Koss, R. Mohs, A. Heyman. Variability in annual Mini-Mental State Examination score in patients with probable Alzheimer disease: a clinical perspective of data from the Consortium to Establish a Registry for Alzheimer`s Disease. Archives of Neurology 56 (1999) 857-862.

6. Cockrell, J. R., M. F. Folstein. Mini Mental State Examination (MMSE). Psychopharmacology Bulletin 24 (1988) 689-692.

7. Erzigkeit, H. The SKT-A Short Cognitive Performance Test as an Instrument for the assessment of Clinical Efficacy of Cognition Enhancers. Bergener, M. and Reisberg, B. Diagnosis and Treatment of Senile Dementia. (1989) 164-174. Berlin, Heidelberg, New York, Springer-Verlag.

8. Erzigkeit, H. The development of the SKT project. Hindmarch, I., Hippius, H., and Wilcock, G. K. Dementia: molecules, methods, and measures. (1991) NY, John Wiley.

9. Erzigkeit, H., H. Lehfeld, H. P. Bratenstein. Stellenwert des SKT bei der Beurteilung der klinischen Wirksamkeit therapeutischer Maßnahmen. Lungershausen, E. Demenz - Herausforderung für Forschung, Medizin und Gesellschaft. (1993) Berlin Heidelberg New York, Springer.

10. Folstein, M. F., S. E. Folstein, P. R. McHugh. "MINI-MENTAL-STATE" A practical method for grading the cognitive state of patients for the clinician. Journal of Psychiatry Research 12 (1975) 189-198.

11. Herrmann, N., D. Kidron, K. I. Shulman, E. Kaplan, M. Binns, L. Leach, M. Freedman. Clock tests in depression, Alzheimer's disease, and elderly controls. International Journal of Psychiatry and Medicine 28 (1998) 437-447.

12. Heun, R., M. Burkart, C. Wolf, O. Benkert. Effect of presentation rate on word list learning in patients with dementia of the Alzheimer type. Dementia and Geriatric Cognitive Disorders 9 (1998) 214-218.

13. Ihl, R. Psychometric tests in dementia of the Alzheimer type. Psychologische Beiträge 40 (1998) 55-65.

14. Ihl, R., J. Brinkmeyer, M. Jänner, M. S. Kerdar. A comparison of ADAS and EEG in the discrimination of patients with dementia of the Alzheimer type from healthy controls. Neuropsychobiology 41 (2000) 102-107.

15. Ihl, R., L. Frölich, T. Dierks, E. Martin, K. Maurer. Differential validity of psychometric tests in dementia of the Alzheimer type. Psychiatry Research 44 (1992) 93-106.

16. Ihl, R., G. Weyer. Die Alzheimer`s Disease Assessment Scale (ADAS). (1993) Weinheim, Beltz Test.

17. Juby, A. Correlation between the Folstein Mini-Mental State Examination and three methods of clock drawing scoring. Journal of Geriatric Psychiatry and Neurology 12 (1999) 87-91.

18. Kapanke, B., R. Ihl. Differentielle Validität psychometrischer Tests zur Diagnose und Schweregradmessung dementieller Erkrankungen. Geriatrie Forschung 7 (1997) 85-90.

19. Keßler, J., H. J. Markowitsch, P. Denzler. Der Mini-Mental-Status-Test. (1990) Weinheim, Beltz.

20. Lee, H., G. R. J. Swanwick, R. F. Coen, B. A. Lawlor. Use of the Clock Drawing Task in the Diagnosis of Mild and Very Mild Alzheimer`s Disease. International Psychogeriatrics 8 (1996) 469-476.

21. Lehfeld, H., R. Ihl, A. Schweizer, K. Steinwachs, L. Frölich, H. Gutzmann, L. Blaha, C. Kügler, I. Steiner, J. Jentzsch, K.-H. Schmidt, W. Fischer, A.-M. Kagerbauer, G. Bürger, T. Autenrieth, C. Heinrich, T. Mösler, P. Zimmermann, R. Horn, E. Kinzler, H. Schubert, E. Lehmann, H. Erzigkeit. Psychometrische Schweregradbeurteilung bei dementiellen Erkrankungen: Ein Vergleich von MMST, ADAS, BCRS und SKT. Zeitschrift für Neuropsychologie 10 (1999) 187-202.

22. Lezak, M. Neuropsychological assessment. 2 (1982) New York, Oxford University Press.

23. Manos, P. J. The Utility of the Ten-Point Clock Test as a Screen for Cognitive Impairment in General Hospital Patients. General Hospital Psychiatry 19 (1997) 439-444.

24. Manos, P. J., R. Wu. The Ten Point Clock Test: A Quick Screen and Grading Method for Cognitive Impairment in Medical and Surgical Patients. International Journal of Psychiatry and Medicine 24 (1994) 229-244.

25. McKhann, G., M. Folstein, M. Folstein, R. Katzman, D. Price, E. M. Stadlan. Clinical diagnosis of Alzheimer`s disease: report of the NINCDS/ADRDA work group under the auspices of Department of Health and Human services Task Force on Alzheimer`s disease. Neurology 34 (1984) 939-944.

26. Meier, D. Deutsche Sprachstatistik. (1964) Hildesheim, Olms.

27. Mohs, R. C. The Alzheimer`s Disease Assessment Scale. International Psychogeriatrics 8 (1996) 195-203.

28. Mohs, R. C., L. Cohen. Alzheimer`s Disease Assessment Scale (ADAS). Psychopharmacology Bulletin 24 (1988) 627-628.

29. Mohs, R. C., D. Knopman, R. C. Peterson, S. H. Ferris, C. Ernesto, M. Grundman, M. Sano, L. Bieliauskas, D. Geldmacher, C. Clark, L. J. Thal. Development of cognitive instruments for use in clinical trials of antidmentia drugs: additions to the Alzheimr`s Disease Assessment Scale that broaden its scope. Alzheimer Disease and Associated Disorders 11 (1997) S13-S21.

30. Mohs, R. C., W. G. Rosen, K. L. Davis. The Alzheimer`s Disease Assessment Scale: An Instrument for Assessing Treatment Efficacy. Psychopharmacology Bulletin 19 (1983) 448-450.

31. Monsch, A. U. Neuropsychological examination in evaluating dementia. Schweizer Rundschau für Medizin Praxis 86 (1997) 1340-1342.

32. Monsch, A. U., M. W. Bondi, N. Butters, D. P. Salmon, R. Katzman, L. J. Thal. Comparisons of verbal fluency tasks in the detection of dementia of the Alzheimer type. Archives of Neurology 49 (1992) 1253-1258.

33. Monsch, A. U., E. Seifritz, K. I. Taylor, D. Ermini-Funfschilling, H. B. Stahelin, R. Spiegel. Category fluency is also predominantly affected in Swiss Alzheimer`s disease patients. Acta Neurologica Scandinavica 95 (1997) 81-84.

34. Morris, J. C., A. Heyman, R. C. Mohs, et al. The Consortium to Establish a Registry for Alzheimer`s Disease (CERAD). Part I. Clinical and neuropsychological assessment of Alzheimer`s disease. Neurology 39 (1989) 1159-1165.

35. Morris, J. C., R. C. Mohs, H. Rogers, G. Fillenbaum, A. Heyman. Consortium to establish a registry for Alzheimer`s disease (CERAD) clinical and neuropsychological assessment of Alzheimer`s disease. Psychopharmacology Bulletin 24 (1988) 641-652.

36. Ploenes, C., S. Sharp, M. Martin. Der Uhrentest: Das Zeichnen einer Uhr zur Erfassung kognitiver Störungen bei geriatrischen Patienten. Zeitschrift für Gerontologie 27 (1994) 246-252.

37. Rosen, W. G., R. C. Mohs, K. L. Davis. A new rating scale for Alzheimer`s disease. American Journal of Psychiatry 11 (1984) 1356-1364.

38. Roth, M., E. Tym, C. Q. Mountjoy, F. A. Huppert, H. Hendrie, S. Verma, R. Goddard. CAMDEX a standardised instrument for the diagnosis of mental disorder in the elderly with special reference to the early detection of dementia. British Journal of Psychiatry 149 (1986) 698-709.

39. Schulzer, M., D. B. Calne, B. Snow, E. Mak. A scoring error in the Mini-Mental State test. Canadian Journal of Psychiatry 38 (1993) 603-605.

40. Stern, R. G., R. C. Mohs, M. Davidson, et al. A longitudinal study of Alzheimer`s disease: measurement, rate and predictors of cognitive deterioration. American Journal of Psychiatry 151 (1994) 390-396.

41. Sunderland, T., J. Hill, A. Mellow, B. A. Lawler, J. Gundersheimer, P. A. Newhouse, J. H. Grafman. Clock drawing in Alzheimer`s disease: A novel measure of dementia severity. Journal of the American Geriatrics Society 37 (1989) 725-729.

42. Watson, Y. I., C. L. Arfken, S. J. Birge. Clock Completion: An Objective Screening Test for Dementia. Journal of the American Geriatrics Society 41 (1993) 1235-1240.

43. Welsh, K., N. Butters, J. Hughes, et al. Detection of abnormal memory decline in mild cases of Alzheimer`s disease using CERAD neuropsychological measure. Archives of Neurology 48 (1991) 278-281.

44. Weyer, G., R. Ihl, M. Schambach. ADAS-Protokollheft. (1993) Weinheim, Beltz.

45. Wilcock, G. K., D. L. Ashworth, J. A. Langfield, P. M. Smith. Detecting patients with Alzhmer`s disease suitable for drug treatment: comparison of three methods of assessment. British Journal of Genetic Practice 44 (1994) 30-33.

46. Wolf-Klein, G. P., F. A. Silverstone, A. P. Levy, M. S. Brod. Screening for Alzheimer`s Disease by Clock Drawing. Journal of the American Geriatrics Society 37 (1989) 730-734.

47. Yesavage, J., T. Brink, T. Rose. Development and validation of a geriatric depression screening scale: a preliminary report. Journal of Psychiatry Research 17 (1983) 37-49.

48. Zaudig, M., J. Mittelhammer, W. Hiller, A. Pauls, C. Thora, A. Morinigo, W. Mombour. SIDAM - A structured Interview for the diagnosis of dementia of the Alzheimer type, multi-infarct-dementia and dementias of other aetiology according to ICD-10 and DSM-III-R. Psychological Medicine 21: 225-236

6 Anhang

6.1   Itemanalyse: Punktwertverteilungen prozentual

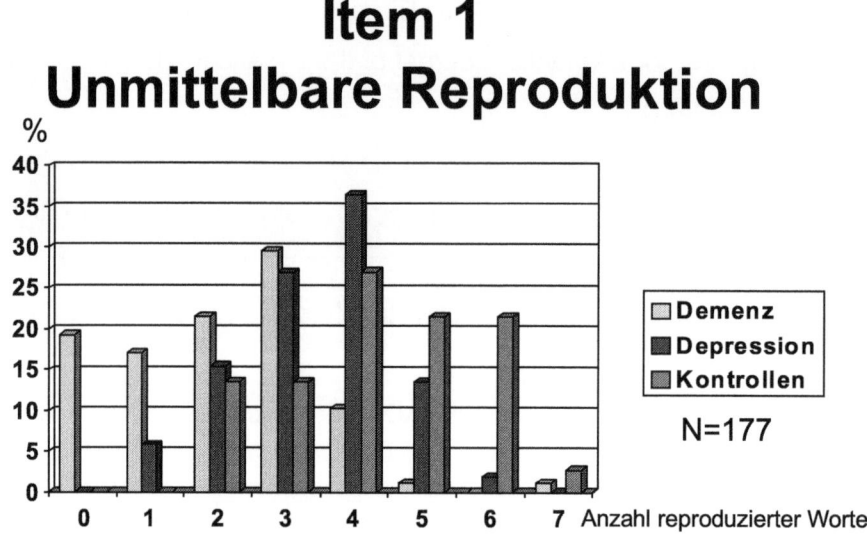

Item 1
Unmittelbare Reproduktion

Bei Item 1 finden sich erhebliche Überlappungen der Punktwerte. Für einen der 8 Patienten mit Alzheimerkrankheit findet sich sogar ein Punktwert von 7, was für eine Teilleistungsstärke sprechen kann. Der gleiche Patient erreichte bei der verzögerten Reproduktion 0 Punkte.

Item 2
Aktuelles Datum

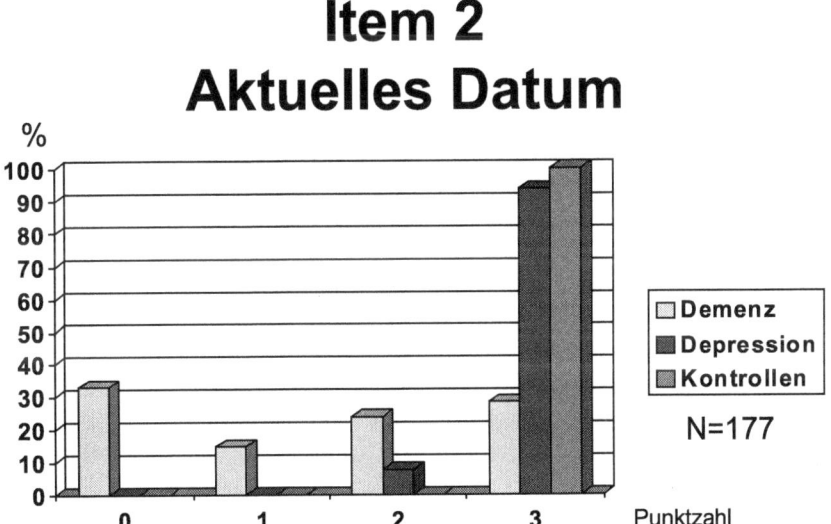

Bei der Frage nach dem aktuellen Datum zeigte lediglich eine kleine Gruppe von Depressiven Auffälligkeiten. Etwa ein viertel der Alzheimerkranken konnte die Datumsfrage fehlerlos bewältigen.

Item 3
Jahreszeiten Benennen

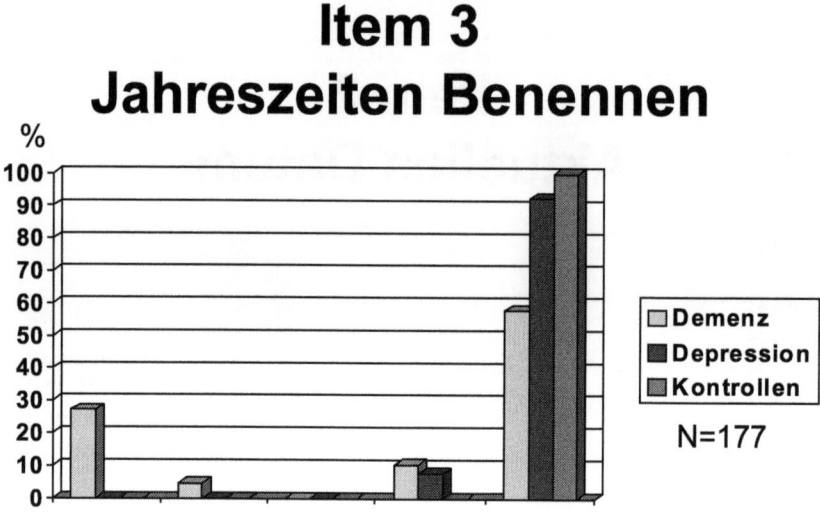

Das Benennen der Jahreszeiten bereitete einem Teil der Alzheimerkranken Probleme.

Item 4
Aktuelle Jahreszeit

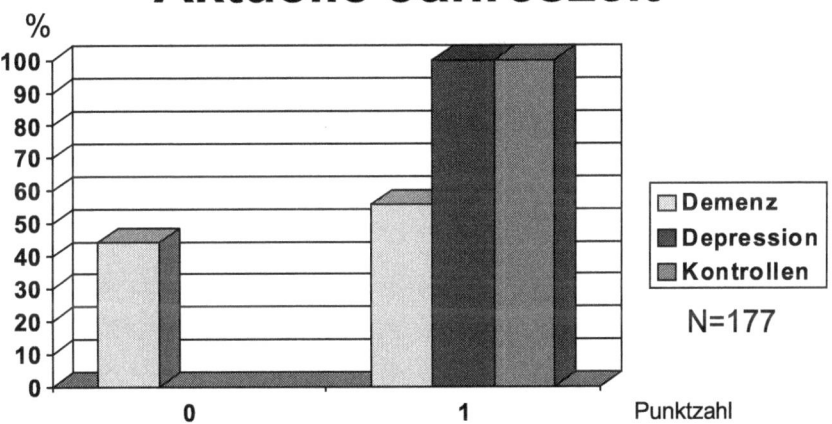

Die aktuelle Jahreszeit konnten über 40 Prozent der Alzheimerkranken nicht richtig benennen.

Item 5
Monate zuordnen

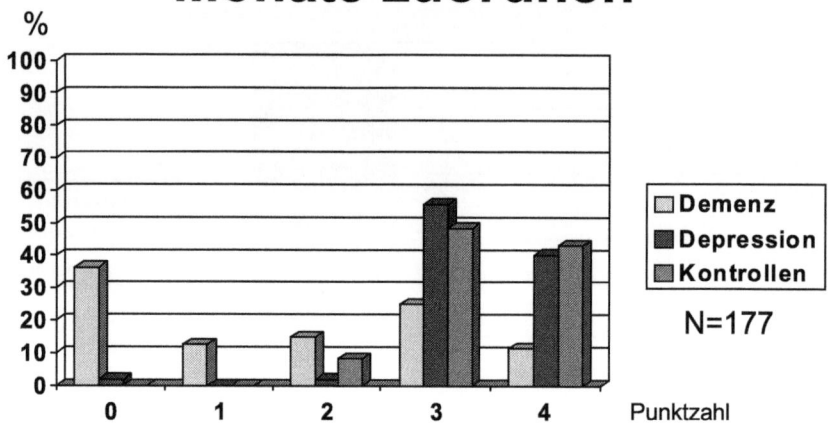

Unter den Jahreszeitfragen bereitete die Zuordnungsfrage Alzheimerkranken die größten Probleme, allerdings gelang es selbst manchen Gesunden nicht, wenigstens 3 Monate zu benennen.

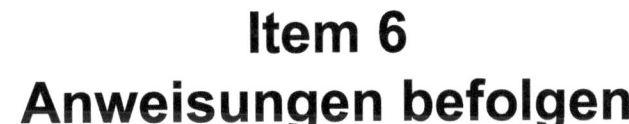

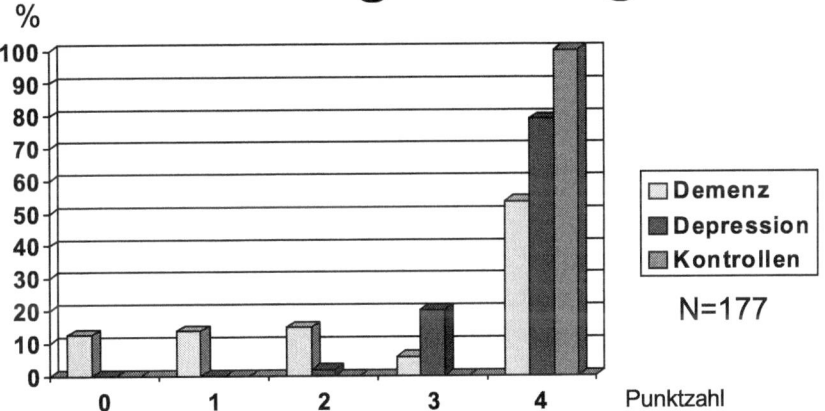

Das Befolgen von Anweisungen bereitete knapp der Hälfte der Patienten mit Alzheimerkrankheit Probleme, aber auch unter den depressiven Patienten fanden sich 21 Prozent unzureichende Ausführungen. Nur ein depressiver Patient erreichte weniger als 3 Punkte. Gesunde Kontrollpersonen lösten die Aufgabe fehlerlos.

Item 7
Uhr zeichnen

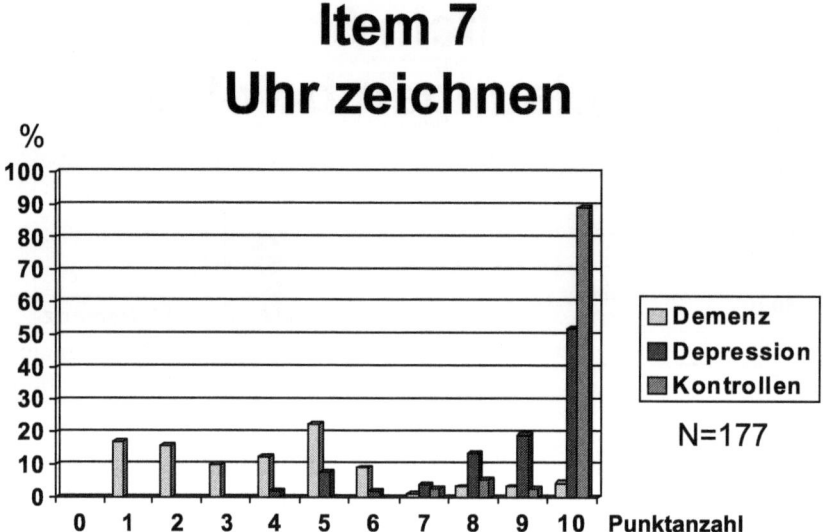

Im Uhrentest fanden sich Überlappungen der Werte aller Gruppen. Weniger als 10 Prozent der Patienten mit Alzheimerkrankheit erreichten Punktwerte über 6 Punkte. Die Überlappung Demenzgruppe mit Werten der Depressionsgruppe reichte von 4 bis 10 Punkte, mit Werten der Kontrollgruppe von 7 bis 10 Punkte. Sensitivität und Spezifität des Uhrentests lagen so etwas höher als bisher in der Literatur berichtet, zum Niveau des Gesamttests war der Abstand größer.

Item 8
Verzögerte Reproduktion

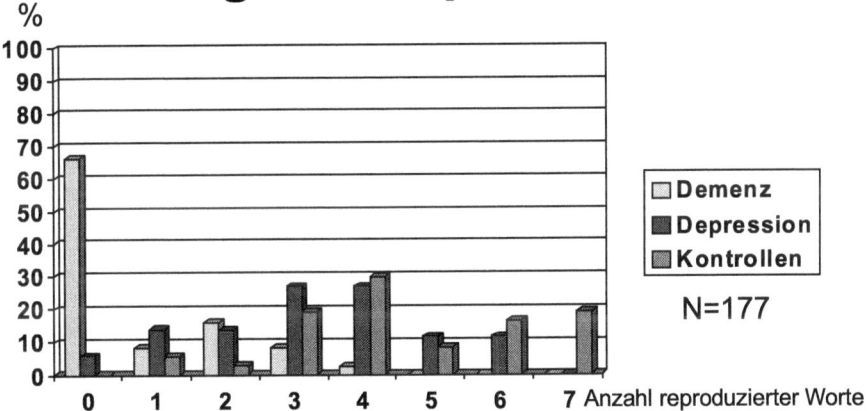

Im Item „Verzögerte Reproduktion" fanden sich breite Überlappungsbereiche zwischen Depressions- und Alzheimergruppe. Patienten mit Alzheimerkrankheit erreichten aber maximal 4 Punkte, während mehr als 20 Prozent der Patienten mit Depression mehr als 4 Punkte erreichten. Auch die Kontrollgruppe zeigte Überlappungen bis hinab zu einem Punkt. Der Anteil von Werten über 4 Punkte lag mit 43 Prozent etwas höher als in der Gruppe der Patienten mit Depression. Hilfreich ist aber, daß 65 Prozent der Patienten mit Alzheimerkrankheit 0 Punkte errreichten im Verhältnis zu 5 Prozent der Patienten mit Depression und keine der Kontrollpersonen.

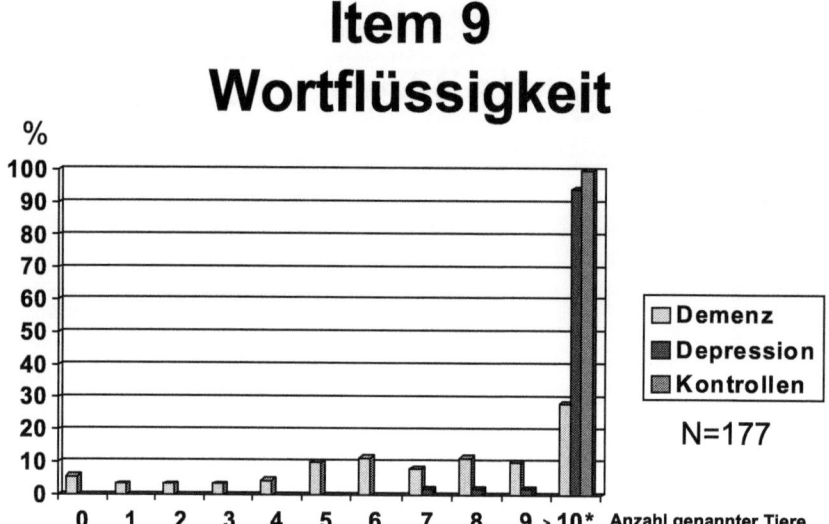

Item 9
Wortflüssigkeit

* Die Kategorie 10* beinhaltet auch alle Nennungen von mehr als 10 Tiernamen

Die Wortflüssigkeit diskriminierte Patienten mit Alzheimerkrankheit sehr gut von Kontrollpersonen, zu Patienten mit Depressionen ergab sich lediglich im Bereich von 7 und mehr Punkten eine Überlappung von etwa 5 Prozent.

6.2 Worthäufigkeiten

Worthäufigkeit nach (Meier, 1964)		
Wort	**Auftretenshäufigkeit in 10.910.777 Wörtern**	**Häufigkeitsstufe**
Verkäufer	1001-2000	III
Abenteuer	201-300	VI
Komet	101-200	VII
Dampf	301-500	V
Märchen	501-1000	IV
Spiegel	2001-5000	II
Nachricht	>5000	I

48

Test zur Früherkennung von Demenzen mit Depressionsabgrenzung

TFDD

Unmittelbare Reproduktion

1 *"Lesen Sie sich bitte jedes Wort laut vor und prägen Sie es sich gut ein!"*

"An welche Wörter erinnern Sie sich?"

Verkäufer ☐
Komet ☐
Nachricht ☐
Spiegel ☐
Märchen ☐
Dampf ☐
Abenteuer ☐

"Bitte lesen Sie die Wörter noch einmal!"

Erreichte Punktzahl [ ]

Zeitliche Orientierung

2 *"Welches Datum ist heute?"*

Tag _____
Monat _____
Jahr _____

Erreichte Punktzahl [ ]

3 *"Welche Jahreszeiten gibt es?"*

Frühling ☐
Sommer ☐
Herbst ☐
Winter ☐

Erreichte Punktzahl [ ]

4 *"Welche Jahreszeit haben wir jetzt?"*
Toleranz ± 14 Tage

falsch ☐
richtig ☐

Erreichte Punktzahl [ ]

5 *"Welche Monate gehören zu dieser Jahreszeit?"*

Frühling	Sommer	Herbst	Winter
☐ März	☐ Juni	☐ September	☐ Dezember
☐ April	☐ Juli	☐ Oktober	☐ Januar
☐ Mai	☐ August	☐ November	☐ Februar
☐ Juni	☐ September	☐ Dezember	☐ März

Erreichte Punktzahl [ ]

Anweisungen befolgen

6 *"Greifen Sie sich erst mit der linken Hand an das rechte Ohr,
dann mit der rechten Hand an das linke Ohr
und klatschen Sie danach in die Hände!"*

Vollständig richtige Reihenfolge der Durchführung ☐

Erreichte Punktzahl ☐

Konstruktive Praxis

7 *"Bitte zeichnen Sie das Zifferblatt einer Uhr mit allen Zahlen
und stellen Sie die Zeiger auf 11.10 Uhr ein!"*
Auswertung nach Schema Sunderland, (siehe Anlage)   Erreichte Punktzahl ☐

Verzögerte Reproduktion

8 *"Vorhin haben Sie Wörter gelesen, die Sie sich einprägen sollten.
An welche dieser Wörter können Sie sich noch erinnern?"*

Verkäufer ☐
Komet ☐
Nachricht ☐
Spiegel ☐
Märchen ☐
Dampf ☐
Abenteuer ☐

Erreichte Punktzahl ☐

Wortflüssigkeit

9 *"Für die nächste Aufgabe haben Sie eine Minute Zeit.
Bitte nennen Sie mir soviele Tiere, wie Sie können!"* ☐

Erreichte Punktzahl Teil 1, Demenz: ☐

Fremdbeurteilung Depression

10 wirkt: ausgeglichen | | | | | | | | | | | schwer depressiv
0 1 2 3 4 5 6 7 8 9 10

Selbstbeurteilung Depression

11 gibt an: ausgeglichen . . . | | | | | | | | | | | schwer depressiv . . .
0 1 2 3 4 5 6 7 8 9 10
. . . zu sein

Erreichte Punktzahl Teil 2, Depression: ☐

Die Auswertung des Clock Drawing Test

| Die Zeichnung des Zifferblattes (Kreis und Zahlen) ist richtig | | Die Zeichnung des Zifferblattes (Kreis und Zahlen) ist nicht richtig |

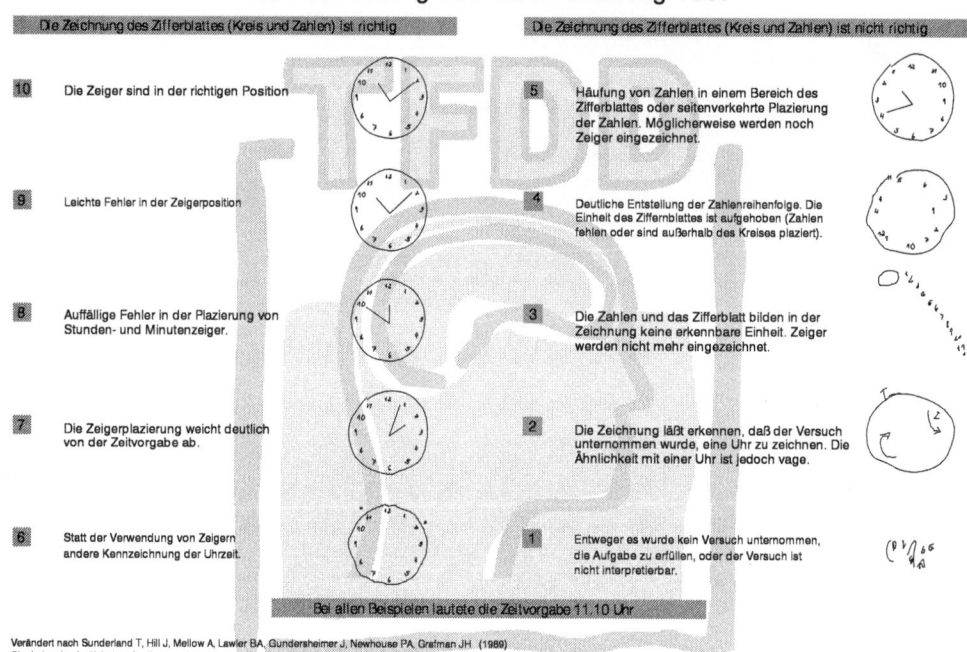

10 Die Zeiger sind in der richtigen Position

9 Leichte Fehler in der Zeigerposition

8 Auffällige Fehler in der Plazierung von Stunden- und Minutenzeiger.

7 Die Zeigerplazierung weicht deutlich von der Zeitvorgabe ab.

6 Statt der Verwendung von Zeigern, andere Kennzeichnung der Uhrzeit.

5 Häufung von Zahlen in einem Bereich des Zifferblattes oder seitenverkehrte Plazierung der Zahlen. Möglicherweise werden noch Zeiger eingezeichnet.

4 Deutliche Entstellung der Zahlenreihenfolge. Die Einheit des Zifferblattes ist aufgehoben (Zahlen fehlen oder sind außerhalb des Kreises plaziert).

3 Die Zahlen und das Zifferblatt bilden in der Zeichnung keine erkennbare Einheit. Zeiger werden nicht mehr eingezeichnet.

2 Die Zeichnung läßt erkennen, daß der Versuch unternommen wurde, eine Uhr zu zeichnen. Die Ähnlichkeit mit einer Uhr ist jedoch vage.

1 Entweder es wurde kein Versuch unternommen, die Aufgabe zu erfüllen, oder der Versuch ist nicht interpretierbar.

Bei allen Beispielen lautete die Zeitvorgabe 11.10 Uhr

Verändert nach Sunderland T, Hill J, Mellow A, Lawler BA, Gundersheimer J, Newhouse PA, Grafman JH (1989) Clock drawing in Alzheimer´s disease: A novel measure of dementia severity. J Am Geriatr Soc 37:725 -729